La Magia de los Aceites Esenciales

Damián Alvarez

La Magia de los Aceites Esenciales

Copyright: Francisco Damián Alvarez Yanes. 2011

2ª Edición en Castellano

ISBN: 9781521845479

Editado, Publicado y Distribuido por Amazon Media Publishing

Impreso en E.U.A./Printed in U.S.A.

La Magia de los
Aceites Esenciales

Contenido

Introducción   página 9

Los Aceites Esenciales
en orden alfabético   página 11

Los Aceites Base o Neutras   página 37

Dosificación   página 38

Consejos y Recomendaciones   página 39

Introducción

Desde los tiempos Bíblicos, pasando por el Antiguo Egipto, Babilonia y Roma hasta llegar a la Cosmética y la Estética actual, el ser humano ha hecho uso de los aceites esenciales (el alma de las plantas) para crear perfumes, cremas embellecedoras y medicinas para tratar alma, mente y cuerpo.

Los aceites esenciales o aceites etéreos, como se les denomina en algunos países, se extraen de flores, tallos y hojas de plantas por medio de presa en frio y destilación o separación. Estos aceites son muy sutiles, son la esencia de la planta, el alma de la planta como su nombre indica. Estos aceites concentrados contienen cualidades no solo terapéuticas sino también sanadoras.

Se han usado en las iglesias y templos de todas las religiones para crear estados elevados de conciencia, vibraciones armónicas, sensación de paz y bienestar.

También las altas vibraciones de estos aromas se han utilizado desde siempre para limpiar la atmósfera y protegerse de energías negativas.

Toda base de producto aromaterapéutico es un o varios aceites esenciales, sean inciensos, sales de baño, velas aromáticas, perfumes, etc.

Este no es un libro de Aromaterapia, sino una guía en el mundo de los aceites esenciales, en la magia de los aceites esenciales. Sí, son mágicos.

Damián Alvarez.

Los Aceites Esenciales

ÁRBOL DEL TE

TODOS LOS PROBLEMAS DE LA PIEL. EPIDEMIAS. SISTEMA INMUNITARIO. HONGOS. VIRUS. INFECCIÓN DE HONGOS EN BOCA, VAGINA E INTESTINO. HONGOS DE LOS PIES. REJUVENECIMIENTO DE LAS CELULAS DE LA PIEL. ANTISEPTICO.

Este aceite australiano es uno de los más usadas en Aromaterapia por sus múltiples aplicaciones. Es 12 veces más antiséptico que el Fenol, por lo que se usa para desinfectar. Efectivo contra virus y hongos. Durante tiempos de epidemias se debe de quemar en un quemador de aceite para prevenir los contagios. Se usa al igual que la Lavanda para tratar heridas abiertas y picaduras de insectos. Activa la reconstrucción celular epidérmica, por lo que cura rápidamente las inflamaciones de la piel.

BASILICA

FUNCIONAMIENTO CEREBRAL. CONCENTRACION Y CLARIDAD MENTAL. SISTEMA NERVIOSO. CANSANCIO PSÍQUICO.

DOLOR DE CABEZA. MIGRAÑA. PENAS. ALEGRÍA. REFORZANTE FÍSICO. PENSAMIENTOS NEGATIVOS.

La Basílica estimula el cerebro, acentúa los sentidos y activa los pensamientos, da claridad mental y agudiza la concentración. Refuerza el Sistema Nervioso por lo que la hace necesaria para tratar el cansancio psíquico. Los dolores de cabeza debidos a estrés o tensión psíquica acostumbran a desaparecer con el uso de este aceite. En la Edad Media se creía que la Basílica quitaba las penas y daba alegría, ya que eliminaba los pensamientos negativos. Muy buena para después de operaciones, enfermedades y viajes largos para fortalecer el cuerpo físico.

BENSOE

TENSIÓN FÍSICA Y PSÍQUICA. BIENESTAR. CIRCULACIÓN DE LA SANGRE. ESTREMIDADES FRIAS. REUMATISMO. REFORZANTE DEL CORAZON. PESADILLAS.

El Bensoe anima y estimula tanto que nos puede volver eufóricos, por lo que se debe usar con cuidado. Funciona como un filtro entre la mente y los sentimientos para no mezclarlos y poder pensar de forma lógica.
Se usa en Aceites de Masaje para tratar el reumatismo y las extremidades excesivamente frías por su cualidad de activar el riego sanguíneo. Refuerza el corazón físico como el chakra Corazón.

BERGAMOTA

RESFRIADOS. DEPRESION. ANGUSTIA. ESTRES. MIEDO. RELAJANTE. FOBIA SOCIAL. BULIMIA. ANOREXIA. FLUJOS VAGINALES. SORIASIS. INFLAMACION EPIDERMICA. ACNE. PICORES. INFECCION URINARIA.

El aceite de Bergamota "huele" a cítrico lo que la hace efectiva en el tratamiento de depresiones, ya que afecta a la mente positivamente. Así mismo ayuda contra la angustia y el miedo a hablar en público. Es relajante en momentos de tensión como exámenes, pruebas, prácticas, etc.

Este aceite equilibra el hipotálamo lo que la hace efectiva en la recuperación del apetito, por lo que se utiliza en el tratamiento de la bulimia y la anorexia. También ayuda a aquellas personas que desean dejar de fumar y comen demasiado por ansiedad.

Por sus efectos antisépticos se utiliza para tratar infecciones de la piel y zonas sensibles de los órganos sexuales.

No se debe utilizar cuando tomamos el sol, ya que hace la piel más sensible a los rayos ultravioleta

CANELA

VIRUS. BACTERIAS. DESCINFECTA EL AIRE.

No se usa en el masaje aromaterapéutico ya que irrita la piel y las zonas íntimas del cuerpo, pero en un quemador de aceite desinfecta el aire, amén de cualquier propósito para desinfectar suelos, muebles o utensilios mezclados en el agua de la limpieza. Es uno de los aceites más fuertes contra virus y bacterias por lo que se debe dosificar con mucho cuidado. Junto con Vainilla y Mandarina en una piedra porosa o quemador crea un ambiente agradable de Navidad.

CANELA (HOJA)

CIRCULACION DE LA SANGRE. REUMATISMO. DIGESTION. INFLAMACION INTESTINAL. GARGANTA. INFLAMACION DE ENCIAS. PIOJOS Y PULGAS. APETITO. ANOREXIA. SISTEMA INMUNITARIO.

Si se usa, en cambio, para tratar problemas circulatorios y reumatismo por medio de los masajes. También se utiliza para tratar problemas de apetito, digestión e intestinos. Buen desinfectante de la boca y la garganta.
Mata piojos y pulgas, pero cuidado no se debe utilizar durante el embarazo. Estimula los sentimientos durante las celebraciones de parejas o familiares cercanos. Además refuerza el sistema inmunitario.

CARDAMOMO

AFRODISIACO. INSPIRACION. DOLOR DE ESTOMAGO. TIRONES MUSCULARES. ACIDEZ DE ESTOMAGO. NAUSEAS. GENEROSIDAD.

En la India y Sri Lanka se le da la reputación de ser un afrodisiaco muy efectivo.

Estimula la digestión y alivia los dolores de estómago, las nauseas y el acidez de estómago. En el baño o el quemador inspira y hace que las personas se vuelvan generosas.

CEDRO (ATLAS)

IRRITACION Y PICORES EN ZONAS SENSIBLES. DOLOR DE GARGANTA. CATARRO. BRONQUITIS. INFECCION DE ORINA. CASPA. CAIDA DEL PELO. LIMPIA LA PIEL

Se usaba antiguamente como aceite balsámica por su poder antiséptico. Este aceite alivia picores e irritación de la piel y zonas blandas, por lo que se utiliza para tratar irritaciones en boca, garganta, ano y vagina. Se utiliza también en el tratamiento capilar en casos de mucha caspa y caída del cabello por su propiedad de limpiar la piel.

Cremas relajantes de la piel por ejemplo después del afeitado.

CEDRO (ROJO)

RATONES. INSECTOS. ANIMALES DAÑINOS.

Se utiliza más que nada en la lucha contra los insectos y las ratas. Este aceite junto con Citronela se ha usado desde siempre para contrarrestar las plagas de mosquitos.

Unas gotitas de este aceite en una piedra porosa, bola de madera o pedazo de tela en un armario mantiene a las polillas alejadas. No se utiliza durante el embarazo.

Dado que no tiene muchas propiedades terapéuticas se utiliza su hermano el Cedro Atlas en Aromaterapia.

CITRONELA

INSECTOS. DESODORANTES. BACTERIAS EN EL AIRE. FIEBRE.

Antes de que existieran los insecticidas el aceite de citronela perfumaba todos los hogares y con ello mantenía los insectos alejados de una forma biológica.

Es muy buena para alejar también malos olores del cuerpo y de las habitaciones. Es muy fresca y desinfectante. También se puede utilizar para bajar calores y fiebres usándose en los pies, muñecas, cuello y frente. Chakra Garganta.

CITRONMELISA

FERTILIDA. ALEGRIA. CORAZON. ASTMA. SISTEMA NERVIOSO. VIAS RESPIRATORIAS. DEPRESION. PENA. ANGUSTIA. MIGRAÑA. PROBLEMAS PREMENTRUALES.

Es el elixir de la vida y la alegría del corazón. Estimula el corazón y el sistema nervioso, además del sistema respiratorio, por ejemplo en los casos de dificultades respiratorias como el asma.

Este aroma alegra tanto que es efectivo en el tratamiento de penas, angustias y depresiones.

Aumenta la fertilidad regulando el ciclo menstrual y evitando con ello problemas derivados como migrañas.

También regula el sistema linfático. Chakra Garganta.

CIPRES

RETENCION DE LIQUIDOS. HINCHAZONES. MENSTRUACION. HEMORRAGIAS. VARICES HEMORROIDES. ASTMA. NERVIOSISMO. TENSION.

Regula efectivamente los líquidos corporales. Deshace las retenciones de líquidos y las hinchazones a causa de menstruaciones. El Ciprés también retiene la sangre contrarrestando eficaz las menstruaciones excesivamente abundantes, las hemorragias, las varices y las hemorroides. Relaja tanto que se puede tratar el asma y la tos ocasionadas por tensión tanto psíquica como física y nerviosismo.

COMINO

MUSCULOS. RETENSION DE LIQUIDOS. ASIMILACION DE NUTRIENTES. CELULITIS.

GRASA. REUMATISMO. PRODUCCION DE LECHE. GASES. PIEL CAIDA.

Refuerza los músculos por lo que es muy buena en el baño o en aceite de masaje para deportistas. También elimina la grasa, por lo que se utiliza en el tratamiento de la celulitis y la obesidad. Aumenta la producción de leche en madres lactantes. En estética se utiliza el comino en cremas para tratar la piel vieja caída y arrugada. Sobre el estómago es eficaz contra las ventosidades exageradas.

EUCALIPTO

CANDIDA. BRONQUITIS. CATARROS. MOCOS. ASMA. RESFRIADO. DOLORES DEL SISTEMA NERVIOSO. MUSCULOS. DOLORES DE LIGAMENTOS. REUMATISMO. BACTERIAS. VIRUS. INFECCIONES. HONGOS.

Con el aceite de Eucalipto se tratan principalmente todas las afecciones respiratorias como bronquitis, catarros, mocos, etc. Disminuye los síntomas del resfriado y los dolores de ligamentos, músculos y nervios, sobre todo en personas con reumatismo. Dentro de la casa se puede fumigar para matar virus y bacterias. También se puede utilizar junto al aceite de Limón y el Árbol del té para tratar la cándida y los hongos de los pies. Refuerza el Sistema Inmunitario. Chakra Corazón.

FRANCISCA/OLIBANO

ARRUGAS. MEDITACION. PESADILLAS. MIEDO. ESTRES. ANGUSTIA. ASMA. BRONQUITIS. REUMATISMO DE LAS ARTICULACIONES.

Este aroma, que se le creía sagrado en el antiguo Egipto relaja la respiración y eleva la mente, lo que se utiliza a menudo en momentos de relajación y meditación. En piedras porosas o quemadores de aceites actúa eliminando el miedo y las pesadillas, el estrés y la angustia.
Relaja también las vías respiratorias por lo que se utiliza en el tratamiento del asma y la bronquitis.
Se utiliza en la cosmética para evitar la aparición temprana de arrugas.

GERANIO

DESEQUILIBRIO HORMONAL. SISTEMA ENDOCRINO. MENOPAUSIA. EQUILIBRIO. NERVIOS. CIRCULACION LIMFATICA. RETENCION DE LIQUIDOS. HINCHAZON.

Es uno de los aceites más efectivos en Aromaterapia. Equilibra la producción hormonal en diversos órganos en el Sistema Endócrino. Excelente por lo tanto en el tratamiento de los desequilibrios hormonales de la mujer durante la pre menopausia y la menopausia. Equilibra los cambios bruscos de humor de la mujer en estos periodos.

Es mucho más relajante en el baño que la ingesta de algunas medicinas. Estimula el Sistema Linfático para deshacer el exceso de líquido en el cuerpo y evitar hinchazones.

JAZMIN

AFRODISIACO. ESTADOS MENTALES. PROBLEMAS PSICOSOMATICOS. DEPRESION. APATIA. SEGURIDAD. FE.IMPOTENCIA. FRIGIDEZ. RELAJANTE. PENAS. DESAMORES.

El Jazmín es un aceite de lujo (muy cara) pero muy efectiva para elevar la mente y eliminar problemas psicosomáticos. Contrarresta las depresiones ayudando a crear una mente positiva y nos da entusiasmo frente a la apatía. Nos eleva la seguridad y la fe en nosotros mismos para que podamos alcanzar nuestras metas.

Este aceite erótico, relaja y da seguridad, eliminando pensamientos negativos y angustia debidos a mala conciencia, por lo que la hace eficaz en el tratamiento de la impotencia y la frigidez con su aroma embriagador.

Nos abre y relaja el chakra Corazón eliminando penas y desamores.

Se utiliza en cosmética en perfumes sensuales.

Chakra Corazón.

JENGIBRE

FIEBRE. CRECIMIENTO CAPILAR.

AFRODISIACO. GARGANTA. RESFRIADO. DIGESTION. MUSCULOS. REUMATISMO. DOLOR DE ESTOMAGO. DOLOR DE ESPALDA. DOLORES MENSTRUALES. ASIMILACION DE NUTRIENTES. GASES. MAREOS. TOS.

Y muchas más propiedades curativas se le pueden atribuir a esta "farmacia" en miniatura. En aceites de masaje para todos los dolores musculares y reumáticos, amén de los dolores menstruales y premenstruales. Estimula la asimilación de nutrientes con buenas digestiones y limpiando el cuerpo de toxinas y gases, evitando nauseas.
Para el resfriado es lo mejor: baja la fiebre, calma la tos, la irritación nasal y el dolor de garganta, refuerza el Sistema Inmunitario.
Activa la circulación de la sangre por lo que se puede utilizar tanto para la estimulación del crecimiento capilar como para la impotencia.

LAVANDA

INFECCIONES EPIDERMICAS. ESTOMAGO. QUEMADURAS. HERIDAS. PICADURAS DE INSECTOS. PICORES. SORIASIS. RELAJANTE. EQUILIBRA. HISTERISMO. SOMNIFERO. PIEL Y PATAS DE ANIMALES.

Es un aceite de primeros auxilios. Se usa como linimento para heridas, quemaduras, picaduras de insectos e irritaciones epidérmicas.
Al ser un aceite relajante se utiliza muchísimo en la

cosmética pero también en la medicina para tratar soriasis, hinchazones de la piel, etc. También se utiliza en la veterinaria. Con este aceite se trata también el histerismo y los cambios bruscos de humor por sus propiedades relajantes y equilibradoras. Aceite muy suave que se utiliza para reforzar el efecto de otros aceites y para tratar a los niños. Con baños relajantes de Lavanda o con perfumes se puede hacer dormir al niño más desvelado. Las bacterias y virus en los animales se eliminan eficazmente con este aceite. Chakra Base.

LIMA

ANTISEPTICO. RESFRIADOS. DOLOR DE GARGANTA. FIEBRE. DIGESTION. REUMATISMO. ESTIMULANTE PSIQUICO. LIBERADOR PSIQUICO. ABRE LOS CAMINOS ENERGETICOS. DEPRESIONES.

Al ser un liberador psíquico también deshace los bloqueos energéticos que nuestros pensamientos negativos ocasionan. Estimula la mente, por lo que la hace eficaz en el tratamiento de depresiones debidas a los cambios estacionales, cambios de trabajo, cambios de rutinas como las depresiones posvacacionales.
Al igual que otros cítricos es un gran desinfectante.

LIMÓN

CONCENTRACION. ESTIMULANTE PSIQUICO.

EPIDEMIAS. SISTEMA INMUNITARIO. ASIMILACION DE NUTRIENTES. CELULITIS. VARICES. PIEL GRASA. TRATAMIENTO DE LAS MANOS.

Estimula la mente y eleva la concentración, por lo que la hace ideal para estudiantes. Además hace más efectivo cualquier tipo de trabajo psíquico como por ejemplo los trabajos en la administración. Se puede usar durante épocas de epidemias contagiosas por sus cualidades antisépticas y desinfectantes. El aceite de Limón retrae el flujo sanguíneo, con lo cual con él podemos tratar inflamaciones de la piel, varices y celulitis. Limpia también la grasa, cualidad que la hace indispensable en la cosmética para tratar pieles grasas y hacer cremas para las manos. Con éste aceite se puede desinfectar toda la casa utilizándola en el cubo de fregar, en la bayeta o en el quemador. Además mantiene alejadas las moscas.
Plexo Solar.

MANDARINA

OLVIDAR PROBLEMAS. ESTRIAS DEL EMBARAZO. DOLOR DE ESTOMAGO. GASES. HIPO. REFORZANTE. DOLORES. RELAJANTE MENTAL.

El suave aceite de Mandarina lo pueden utilizar las embarazadas sin miedo a efectos secundarios. Como aceite de masaje sobre la piel dilatada de la barriga previene la aparición de estrías. También la deberían usar con el mismo fin aquellas personas que están disminuyendo de peso de una forma muy rápida.

A los bebes se les puede tratar con Mandarina por su suavidad, evitándole a los niños hipo, dolor de estómago y gases innecesarios. También la pueden usar personas mayores y convalecientes sin preocupación alguna.

Relaja la mente de tal manera que olvidamos nuestros problemas.

MANZANILLA (MARROQUÍ)

RELAJANTE. LIMPIA EL HIGADO. MENSTRUACION.

No confundir con la Manzanilla Romana ya que no tiene las mismas cualidades terapéuticas.

Estimula la menstruación. Usar en retrasos excesivos de la regla y para limpiar el hígado.

MANZANILLA (ROMANA)

ESTRES. ANTISEPTICO. RESFRIADOS. DOLOR DE CABEZA. EQUILIBRIO. ENFADOS.

Buenísima para tratar dolores de cabeza debidos a resfriados o a tensión y estrés.

Equilibra los cambios de humor por lo que se puede utilizar para calmar a las personas que se enfadan fácilmente. Se utiliza en perfumería y cosmética.

MANZANILLA

INSOMNIO. MESTRUACION. MENOPAUSIA. IRRITACION PSIQUICA. DIENTES DE LECHE. DOLOR DE OIDOS. INFLAMACION. RELAJANTE. ECZEMAS DE PAÑALES. ECZEMAS ATOPICOS. PIEL SECA. PIEL COPEROSA. HERIDAS, RASGUÑOS.

Este aceite es tan relajante que se adapta muy bien para el tratamiento de las pieles delicadas y sensibles, por ejemplo la piel de los bebés. También con ella se tratan toda clase de heridas epidérmicas. Los dolores de oídos y el dolor ocasionado por el crecimiento de los primeros dientes de los niños se tratan también con este aceite. Efectiva para los desequilibrios hormonales de la mujer y los síntomas que dichos desequilibrios acarrean como la irritación psíquica.

MEJORANA

SOLEDAD. PENAS. INSOMNIO. MUSCULOS. MENSTRUACION. TENSION ALTA. ANGUSTIA. PANICO. PROBLEMAS DEL CORAZON. MUSCULOS, TENSION. DOLOR DE ESTOMAGO.

Con este fuerte relajante se trata el insomnio, la tensión, angustia y pánico. Como la Mejorana baja la tensión sanguínea se trata con ésta la tensión alta y problemas cardiacos derivados del estrés. Como aceite de masaje se usa para tratar los músculos tensos y enfermos. También como aceite de masaje se puede usar sobre el pecho para tratar tos y sequedad de garganta. Este aceite atenúa los sentimientos por lo que es de gran ayuda para tratar las sensaciones de soledad, pena y desamor. Efectiva para los dolores ocasionados en el estómago y bajo vientre por la menstruación.

MIRRA

PAZ MENTAL. INFECCIONES RESPIRATORIAS. HERIDAS. PIEL ARRUGADA. HERIDAS BUCALES. INFLAMACION DE ENCIAS. INFECCION DE HONGOS.

A través de la regulación de la respiración la Mirra da paz mental. En la iglesia siempre se ha usado para elevar las mentes humanas hacia Dios. Este aceite relaja la irritación causada por infecciones y hongos en las vías respiratorias y las zonas blandas del cuerpo. Muy buena para tratar las pieles dañadas por los agentes atmosféricos, como en el caso de los pescadores y leñadores.

NARANJA

DEPRESION. ESTRES. NERVIOSISMO. CREATIVIDAD. MENSTRUACION. ESTOMAGO.INFLAMACION EPIDERMICA. PIEL GRASA.

El aceite de Naranja te eleva y anima la mente, por lo que

lo hace una de los mejores aceites para tratar las depresiones otoñales: "le levanta el ánimo a un muerto". La naranja "alarga" la luz solar y es la luz para el que camina en la oscuridad. Relaja al estresado y calma al nervioso. Como otros cítricos la naranja aumenta la creatividad y el deseo sexual, cualidades del chakra Sacro. En Estética se usa para tratar la piel grasa e inflamada. Chakra Sacro.

NEROLI (AZAHAR)

CREATIVIDAD. SENSUALIDAD. ELASTICIDAD DE LA PIEL. PROBLEMAS PSÍQUICOS. DEPRESION. MIEDO. ANGUSTIA. NERVIOSISMO. FOBIA SOCIAL. TAQUICARDIA. TENSION.

Principalmente con este aceite se tratan todos los problemas psíquicos. Muy efectiva si se usa de forma continua y regular. Relaja y disminuye la fobia social, la taquicardia y los estados de tensión críticos. Eleva la creatividad y la sensualidad eliminando miedos, tabúes y prejuicios emocionales. "Es el rayito de sol del corazón". En la Estética se utiliza para rejuvenecer el tejido celular epidérmico devolviéndole a éste su elasticidad. Chakra Corazón.

PACHULI

ACNE. CASPA. HONGOS. ADELGAZAMIENTO. INFLAMACIONES. SEDUCCION. RELAJACION.

CARGAS EMOCIONALES.

El aceite de Pachuli es antiséptico por lo que se puede usar en el tratamiento de inflamaciones debidas a acné, caspa, cuero cabelludo graso, heridas y hongos.
Como este aceite quita el apetito y ayuda al organismo a deshacerse de líquidos se puede utilizar para adelgazar.
Su aroma es sensual, seductor y relajante por lo que se usa a menudo en perfumería para darle cuerpo a otros aromas.
Chakra Base.

PALMAROSA

VEJEZ. CLARIDAD MENTAL. AUTOCRITICA. ANOREXIA. REJUVENECIMIENTO CELULAR. HERIDAS VIEJAS. ARRUGAS. VARICES.

El aceite de Palma rosa da claridad mental en el momento de tomar decisiones importantes en lo que antaña a las relaciones humanas. Refuerza la identidad propia eliminando la autocrítica negativa, por lo que se puede usar en el tratamiento de la anorexia. Es un aceite muy eficaz en el tratamiento de arrugas y pieles envejecidas sobre todo en personas de avanzada edad.
De forma preventiva se puede utilizar para contrarrestar el aumento de arrugas.

PIMIENTA NEGRA

CIRCULACION SANGUINEA. MUSCULOS.

CAPACIDAD DE PRESTACION. ANGINA. ESTOMAGO. DOLOR DE MUELAS. NAUSEAS. AUTOCONTROL.

Como este aceite estimula el riego sanguíneo y relaja los músculos se recomienda a deportistas y bailarines antes y después de entrenamientos y competiciones. En el masaje la Pimienta Negra elimina dolores, tensión y tirones reforzando el músculo. Además es un aroma que aumenta la capacidad de prestar, eliminando el cansan-cio físico y psíquico. Efectiva también para dolores.

PINO

EPIDEMIAS. TOS. BRONQUITIS. GARGANTA. INFLAMACION NASAL. LIMPIA.

Con un olor refrescante se hace eficaz en la limpieza de la casa, en la sauna o en el baño. En el quemador limpia el aire de virus y bacterias protegiendo de contagios.
Con este aceite antiséptico se trata principalmente las gripes, resfriados e infecciones en las vías respiratorias. Tradicionalmente se usó en Suecia para tratar a enfermos asmáticos o bronquiales sentándolos debajo del pino durante varias horas. Limpia el cuerpo de toxinas.

POLEO MENTA

REFRESCANTE. ACTIVANTE. CORAZON.

NAUSEAS. ACIDEZ. INTESTINOS. MIGRAÑA. CONCENTRACION. MEMORIA. FIEBRE. RESFRIADOS. GRIPE. DIGESTION.

El aceite refrescante del Poleo se ha usado desde siempre para tratar la fiebre, el resfriado y la gripe. La migraña ocasionada por malas digestiones o gripes suele desaparecer con el uso de este aroma. También ayuda cuando se tienen nauseas, acidez de estómago, malas digestiones, mareos y problemas intestinales. El Poleo aumenta la actividad cerebral y la capacidad de concentración. Gracias al mentol que contiene se puede tratar con él todas las enfermedades del intestino.

POMELO

ACNE. DEPRESION. TENSION PSIQUICA. IRA. OPTIMISMO. FE. PIEDRAS RENALES. GRASA. RETENCION DE LIQUIDOS. ASIMILACION DE NUTRIENTES. REUMATISMO. CELULITIS.

Estimula y refresca deshaciendo tensiones psíquicas como las fobias sociales, la ira y las depresiones.
Aumenta el optimismo y la fe en el futuro. Ayuda a disminuir el dolor ocasionado por piedras renales y se puede también usar de forma preventiva para que éstas no aparezcan. Chakra Sacro.

Este aceite deshace la acumulación de líquidos en el cuerpo, por lo que se puede usar eficazmente en el tratamiento de acné, celulitis, grasa y obesidad. Además es antiséptico.

ROMERO

SISTEMA INMUNITARIO. REUMA. MUSCULOS. CIRCULACION SANGUINEA. CANSANCIO PSIQUICO. MEMORIA. CONCENTRACION.

Aumenta la capacidad cerebral, nuestro coeficiente intelectual y el buen funcionamiento del cerebro. Aumenta la memoria, la concentración y nos libera del cansancio psíquico, por lo que lo hace ideal para estudiantes, escritores, profesores, etc.
Estimula el riego sanguíneo y el sistema nervioso central tratando con ello el reumatismo y los músculos tensos, sobre todo en bailarines. También refuerza el sistema inmunitario. Plexo Solar.

ROSA DAMASQUENA

FELICIDAD. DEPRESION. MELANCOLIA. PENA. PROBLEMAS FEMENINOS. INFERTILIDAD. ESTADOS MENTALES.

La Rosa es la reina de los aceites esenciales, no solo ayuda en depresiones, penas, desamores, melancolías, sino que también trata los problemas de la mujer y la fertilidad. Es un aceite de lujo que se puede usar de muchas formas pero más que nada para tratar estados mentales negativos. La Rosa nos llena el corazón de felicidad haciéndonos más tolerantes y sabios con respecto a los demás (entendiendo al prójimo). Corazón.

ROSA DE MAYO

TAQUICARDIA. PIEL SENSIBLE Y COPEROSA. TRAUMA. ANGUSTIA. IMPACIENCIA. ESTRES. MENSTRUACION. MATRIZ. CIRCULACION.

Efectiva en el tratamiento de enfermedades psíquicas como angustia, impaciencia, sentimientos negativos, traumas, estrés, etc. Muy buena contra la taquicardia, ya que estimula la circulación de la sangre, beneficiando también la menstruación y la matriz. En Estética se usa para tratar la piel cuprosa, sensible y seca. Corazón.

ROSAL

EQUILIBRIO. DOLOR DE CABEZA. SISTEMA INMUNITARIO. RELAJANTE. VEJEZ. ANTISEPTICO. CAMBIOS BRUSCOS DE HUMOR.

Desahoga la mente, relaja y equilibra los cambios de humor. Refuerza el sistema inmunitario y su aroma suave es adecuado para las personas mayores. Chakra Corazón.

SALVIA

INDESICION. AGRESIVIDAD. PELEAS. HISTE-RISMO. ESTRES. PANICO. MENSTRUACION.NEGATIVIDAD EN LA ATMOSFERA.

Es un aceite relajante pero a su vez eufórica, o sea que la hace maravillosa para cambiar una atmosfera agresiva a una atmósfera relajada pero alegre. Limpia la atmósfera de cualquier tipo de energía negativa. Refuerza el carácter de las personas que son sexualmente débiles o muy débiles de personalidad. Pero ojo, el aceite de Salvia al ser al mismo tiempo relajante y eufórico nos puede "jugar una trastada" y hacer que tomemos decisiones impulsivas equivocadas. Por sus cualidades es efectiva para tratar las tensiones físicas debidas al estrés.

SANDALO

RELAJA LA MENTE. MEDITACION. INSOMNIO MIEDO. HISTERISMO. AFRODISIACO. ESTRES. INFECCION DE ORINA. MENSTRUACION.

Se ha usado durante más de 5.000 años para relajar la mente e introducirnos en la meditación. Se usa para tratar el insomnio, el miedo, el histerismo y el estrés mental. Dícese que su elevado aroma protege de seres espirituales negativos y brujerías. Con el Sándalo (antibiótico natural) se tratan todas la enfermedades infecciosas, además equilibra las hormonas. Tercer Ojo.

TIMIA

ANTISEPTICO. DESINFECTANTE. BERRUGAS, QUISTES DE GRASA. CAIDA DEL PELO. REUMATISMO. DOLORES. RESFRIADOS. INFECCION DE ENCIAS.

Este aceite es un muy fuerte antiséptico y desinfectante, por lo que se debe usar con precaución y moderación. Infecciones en la boca, garganta, hongos de los pies, etc. En Estética se usa para tratar verrugas, quistes de grasa, caída capilar, inflamaciones epidérmicas, etc.

VAINILLA

BIENESTAR. SENSUALIDAD. DECAIMIENTO. SEGURIDAD. CALIDEZ EN EL HOGAR.

El aceite de Vainilla no se usa en el masaje aromaterapéutico, pero si en Perfumería. Un aceite muy hogareño que da seguridad y bienestar en el hogar. Junto a el aroma de Canela se forma la Navidad aromática. Eleva la sensación de bienestar y acurrucarse junto a los seres amados alrededor de una chimenea encendida. Al elevar la psique y tanto el deseo de crear como el sexual rompe con la rutina diaria y el decaimiento.

YLANG-YLANG

TRATAMIENTO CAPILAR. DEPRESION. ANGUSTIA. HISTERISMO. TENSION. AGRESIVIDAD. FRUSTRACION. MUSCULOS. TENSION SANGUINEA. AFRODISIACO.

Se extrae de una flor exótica. Este aroma tan fuerte es "la madre de todos los aromas", que primeramente hace efecto en la psique. Con este aroma se trata el histerismo y la agresividad, las personas muy tensas y angustiadas. Tiene el efecto maravilloso, gracias a su influencia en el riego sanguíneo, de transmutar las energías agresivas en deseos sexuales o creativos apasionados. "La madre de todos los aromas" obliga a nuestro organismo a liberar endorfinas para que nos relajemos y nos olvidemos de dolores y tensiones musculares. También influye en el corazón relajándolo por lo que lo hace efectivo en el tratamiento de la tensión sanguínea alta. En algún momento entre los años 60 y 70 se usó como droga afrodisiaca (no recomendable por efectos adversos en el corazón) por su influencia en el riego sanguíneo. Se usa en tratamientos capilares y Estética. Chakra Sacro.

LOS ACEITES BASE/NEUTRAS

ACEITE DE SEMILLAS DE GIRASOL

ACEITE DE AGUACATE

ACEITE DE AVELLANAS

ACEITE DE JOJOBA

ACEITE DE HIERBA DE SAN JUAN

ACEITE DE ALMENDRA

ACEITE DE OLIVA

ACEITE DE SESAMO

ACEITE DE SEMILLA DE UVA

ACEITE DE AVENA

DOSIFICACION

Aceite de masaje: 9 gotas aceite esencial
en 1 dl. Aceite base.

Aceite de perfume: 9 gotas aceite esencial
en 1 ml. aceite base.

Aceite de los chakras: 5 gotas aceite esencial
en 1/2 dl. aceite base.

Baño: de 5 a 10 gotas de aceite esencial
en 1/2 bañera de agua.

Ducha: de 1 a 3 gotas de aceite esencial
en esponja húmeda.

Baño sentado: 1 gota de aceite esencial
por litro de agua en bidé.

Baño de pies y manos: 5 gotas de aceite esencial
en lavabo de agua.

Gárgaras/enjuague bucal: 1 gota de aceite esencial
en 1/2 vaso de agua.

Inhalación: 5 gotas de aceite esencial
en palangana de agua caliente.

CONSEJOS Y RECOMENDACIONES

Niños de 1 a 4 años solo deben usar Manzanilla, Lavanda, Mandarina, Naranja, Neroli y Sándalo en una dosis de 1 gota en 15 ml. de aceite base.

Niños de 5 a 12 años la mitad de la dosis de un adulto.

Mi propia recomendación durante el embarazo es evitar el contacto con aceites esenciales, ya que el mismo aceite puede ser más o menos fuerte dependiendo de la cosecha, país, clima, época del año, etc.

El Romero y la Timia no se deben usar por personas epilépticas ni personas con la tensión alta.

No usar aceites esenciales fuertes en combinación con productos homeopáticos.

Conserva los aceites esenciales en lugar fresco y oscuro con sus tapas bien cerradas y fuera del alcance de los niños.

No usar aceites esenciales cuyos efectos terapéuticos no conozcas.

No tratar enfermedades graves con Aromaterapia sin consentimiento médico.

Damián Alvarez

Especialista en Medicina Vibracional

http://sistemasanaciontinerfe.blogspot.com.es/
sanaciontinerfe@hotmail.es

www.ingramcontent.com/pod-product-compliance
Lightning Source LLC
Chambersburg PA
CBHW030548290526
45786CB00004B/1919